AF602235

NOUVEAU MODE

DF

SÉPULTURE

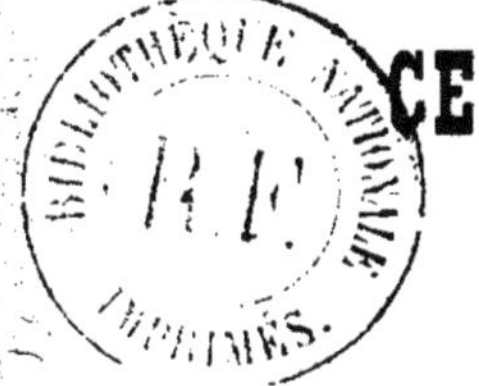

CERCUEIL-BLOC

(MODÈLE DÉPOSÉ)

PAR LE DOCTEUR BERNARD

Chirurgien-Dentiste

Ex-Interne des Hôpitaux de Lyon

ALGER — 4, PLACE DE LA PÊCHERIE — ALGER

ALGER

IMPRIMERIE TYPOGRAPHIQUE DE LA REVUE ALGÉRIENNE

Rue de Constantine, 30

1894

NOUVEAU MODE DE SÉPULTURE

CERCUEIL-BLOC

Bon nombre d'auteurs se sont occupés de la question des Cimetières sans se préoccuper de chercher un nouveau mode de sépulture en rapport avec le progrès moderne. Tous ont traité le même sujet en suivant la même routine et en perfectionnant les modes de sépulture connus : Inhumation, Crémation, Embaumement, Momification métallique. Nul n'a songé à approprier les cités des morts de façon à faire disparaître les inconvénients dangereux des sépultures actuelles et leur mauvaise administration.

Moi-même, avant d'avoir été témoin de plusieurs inhumations, je n'y avais jamais pensé. Depuis lors, j'ai cherché s'il n'y avait pas possibilité d'avoir recours à un procédé moins barbare, plus fin de siècle. Car, à dire vrai, tous les anciens procédés ont vécu et sont appelés à disparaître dans un avenir peu éloigné. Ils doivent céder la place au procédé que je propose, procédé irréprochable sous tous les rapports et sans danger pour les vivants. L'important est de le propager et de le faire apprécier du public, si indifférent sur ce qui se passe à chaque instant sous ses yeux et si méfiant à l'encontre des innovations.

Il suffit souvent d'avoir fait une invention pour passer immédiatement pour fou. Je pense, néanmoins, que si je réussis à le faire connaître, car il mérite d'être connu, il ne tardera pas à supplanter tous les autres et à opérer une véritable transformation dans l'administration des nécropoles et leur installation. Tout d'abord, j'établis ce principe : qu'il est inutile de faire de grandes dépenses pour créer un cimetière et que les cimetières peuvent être partout. L'exposition, la composition du terrain, sa déclivité sont des données routinières dont on ne devra plus tenir compte. Il suffira d'égaliser le sol et de limiter l'emplacement.

Avec mon procédé, les cimetières pourront être dans les maisons, dans les cours, dans les jardins, sur les terrasses, dans l'intérieur des villes, des villages, sur les places publiques sans constituer, pour les vivants, une cause spéciale de contagion. Les morts n'en seront pas moins à l'abri des injures du temps. Leur culte sera porté à son apogée. On traitera les morts avec le respect et les égards qui leur sont dus, de telle sorte qu'on pourra, si l'on y tient, vivre au milieu des tombeaux, sans crainte de contamination et sans dégoût. La présence d'un cadavre dans une maison ne sera plus une cause de répulsion, mais une cause d'attachement.

Le souvenir des morts restera longtemps vivace dans les familles. Actuellement, les morts sont délaissés. Par leur éloignement des villes, des villages, par la terreur et la tristesse qu'ils inspirent, les lieux mortuaires sont de moins en moins fréquentés. De plus, comme ils sont confiés à la garde de quelques personnes, il en résulte des abus graves et même une véritable exploitation.

Quelques personnes profitent même de leur situation pour en retirer des gains illicites. L'accès des champs funèbres devrait être libre et tous les citoyens devraient scrupuleusement veiller à leur inviolabilité.

Il est vrai qu'avec les procédés actuels, qui remontent au zéro des temps, il est impossible de faire autrement.

Il faut un espace de terre considérable, et, quelle que soit l'étendue des cimetières, les morts paraissent à l'étroit. Il y a, en effet, une profondeur limite et, malgré les reprises, il y a (surtout dans les villes) toujours un peu d'encombrement. On croirait, en examinant attentivement un cimetière, qu'on plaint la place aux défunts.

Dans quelques nécropoles de village, il n'est pas rare, par suite de l'insouciance du fossoyeur, de voir des ossements et des crânes joncher le sol. On est souvent dans l'obligation de les fouler aux pieds pour passer d'une tombe à l'autre. Ce manque de respect constitue une indignité monstrueuse, une inégalité choquante, car, ces ossements sont en général ceux des pauvres. On a de la peine à croire que, dans ce siècle de progrès, on soit encore aussi en retard et que le pauvre qui a souffert pour subvenir aux frais de sa misérable existence, soit aussi maltraité mort que vivant. On oublie trop les devoirs que l'on a à remplir envers les malheureux. On ne doit pas avoir qu'une seule religion, la religion de l'argent, qu'un seul culte, le culte du veau d'or. Un peu plus de charité ne nuirait en rien.

Les municipalités négligent non seulement de bien penser, de bien dire, mais encore de bien faire, surtout quand elles fournissent comme abri à la dépouille mortelle d'un de leurs semblables la fosse commune. Leur conduite, en pareil cas, est inconcevable.

Les édilités devraient, à l'exemple des cités romaines *(quæque cives suos alit pauperes)*, nourrir les pauvres, les empêcher de mourir de faim, leur fournir un asile de nuit pendant la vie et un coin de terre inviolable après leur mort. Cette générosité ne serait pas très dispendieuse, car, après tout, elles feraient l'aumône aux pauvres avec les deniers des contribuables. Cette aumône pourrait, à mon humble avis, consister dans la création d'asiles particuliers pour les malades, les infirmes, les vieillards, les idiots et les orphelins et dans l'installation de chantiers communaux pour tous ceux qui sont capables de travailler. On soulagerait ainsi bien des misères et on préviendrait des suicides et, quelquefois, des crimes, qui ont pour point de départ le manque de travail, l'oisiveté et le vagabondage forcés.

Or, que fait-on actuellement? Rien ou presque rien.

Sous prétexte de charité officielle, on les abandonne complètement. Il serait pourtant très facile, au lieu de créer tant de fonctionnaires, de prélever sur l'impôt une fraction suffisante pour venir en aide aux nécessiteux, leur fournir à tous, sans distinction, une sépulture convenable et faire disparaître la différence révoltante qui existe entre le riche et le pauvre.

On traite, en effet, tous ceux qui possèdent avec un luxe et une prodigalité inouïs. On met tout sens dessus dessous pour les accompagner à leur dernière demeure.

De nombreux personnages politiques ont eu des funérailles nationales pour lesquelles on a dépensé des sommes considérables, tandis qu'on n'a pas encore trouvé un rouge liard pour le convoi du pauvre que l'on enterre comme un chien.

On se permet, ô honte! d'entasser ses restes mutilés dans une bière, de la transporter sans pompe au cimetière et de la vider comme des ordures dans un charnier immonde. On ne trouve rien d'assez convenable pour le fortuné. On est très généreux à son égard, aux frais des contribuables, tandis qu'on est partial et parcimonieux pour le déshérité de la fortune. Un trou infect lui suffit ; on le précipite dans ce goufre ignoble, on le presse contre son semblable, dans la crainte qu'il occupe trop de place, et on lui marchande un pouce de terrain.

Pour qu'il y eût réellement progrès, il faudrait accorder à chaque malheureux, et gratuitement, six pieds de terrain (puisque six pieds de terre ont raison du plus grand homme du monde) et vendre au riche, à tant par mètre carré, d'après un tarif peu élevé, unique pour les villes et les villages, et encore faudrait-il fixer pour ces concessions un maximum d'étendue. Les concessions gratuites ou onéreuses devraient être perpétuelles, d'autant plus qu'avec mon procédé les morts ne seraient plus encombrants comme par le passé et qu'on pourrait les déménager comme on déménage des meubles.

Certaines personnes, présentant toutes les garanties désirables de moralité, pourraient être autorisées, moyennant une taxe spéciale, à garder leurs morts.

Les municipalités se réserveraient le droit de contrôle et d'inspection pour que l'application du procédé soit rigoureusement faite et que l'hygiène soit sauvegardée. Le mort, une fois en place, ne pourrait plus être déplacé sans une autorisation spéciale de la mairie. Il pourrait, au besoin, être créé un service spécial de surveillance. De cette manière, les taxes municipales seraient allégées et la situation des morts, ce qui semble paradoxal, serait améliorée ainsi que celle des vivants.

Chaque cadavre aurait sa place au soleil et ne serait plus *(summa injuria)* ou enfoui ou submergé. Les tombes des citoyens de marque, des capitalistes, ne différeraient des autres que par la forme et l'ornementation. Les familles dans l'aisance seraient parfaitement libres de faire pour leurs morts toutes les dépenses qu'elles jugeraient à propos de faire, d'orner les cercueils comme elles l'entendraient, d'édifier des mausolées, etc. Les cadavres ne deviendraient jamais la proie des vers ou la nourriture des poissons. Il y a quelque chose d'inhumain à laisser ainsi dévorer son semblable. Il y a dans cet abandon que ne justifie point l'horreur qu'inspire la mort de quoi attrister des âmes sensibles. et des esprits généreux. De là une aversion extrême pour tous les modes actuels de sépulture qui augmente forcément, si l'on assiste aux divers travaux nécessités par leur emploi. Chaque coup de pioche du fossoyeur va droit au cœur. Chaque pelletée de charbon vous brûle, etc. Des réflexions pénibles vous envahissent, et on est profondément affecté en pensant qu'aussitôt mort, on abandonne votre dépouille aux atteintes des vers ou des poissons.

A ces réflexions s'en ajoutent d'autres résultant des négligences nombreuses inévitables du service d'ordre qui parfois laisse beaucoup à désirer. Tout le monde sait que dans certain milieu dépravé on a peu de déférence pour les morts. La presse révèle souvent des vols commis dans les cimetières, des profanations de tombes, ou des actes d'une bestialité telle que l'imagination affolée se refuse à les admettre. De mauvais garnements ont pu violer des cadavres, les dépouiller de leurs vêtements et de leurs bijoux. Sans aller si loin ne voit-on pas tous les jours certaines gens rire, boire, manger, chanter dans les champs du Repos, s'y donner des rendez-vous, et profaner sans vergogne le dernier abri des morts. Ne voit-on pas également des vandales sans scrupule priver les jardins des tombeaux de leurs fleurs, voler les couronnes, souiller les tombes en urinant contre les entourages ou en y déposant leurs ordures.

Quelquefois les parterres sont saccagés. Les fleurs sont dispersées par une main criminelle et impie qui les remplace par des plantes dont le symbôle est la haine, la haine la plus implacable qui puisse exister, puisque la tombe n'est pas sa limite. Ces faits plus fréquents dans les campagnes que dans les villes se passent de commentaires. Il est difficile de croire que la bave et l'écume humaine ne s'arrêtent pas au bord d'une fosse et qu'elles franchissent le seuil du tombeau.

Toutes ces considérations et mille autres que je passe sous silence, suffisent pour démontrer le bien fondé des reproches adressés aux autres modes de sépulture en usage et exiger la prise en considération immédiate de mon procédé qui réalise tous les desiderata, prévient toute profanation et ne donne lieu à aucune récrimination. Les esprits grincheux ou prévenus ne pourront même pas formuler contre ce procédé une objection sérieuse. Il est d'ailleurs si prompt, si facile, si expéditif et si commode que son application ne peut soulever aucune critique. Son prix de revient est aussi assez bas pour être à la portée de tous. Il donne en même temps satisfaction au sentiment, à la morale et à la religion. Les arguments que pourraient faire naître une susceptibilité exagérée la superstition ou une rivalité incompréhensible se briseront d'eux-mêmes devant un fait brutal et tangible. A ce propos, il serait bon pour faciliter la comparaison d'énumérer aussi succinctement que possible les inconvénients des autres procédés et d'en faire la critique.

Je commencerai, si le lecteur veut bien me le permettre, par la crémation. Comme je ne pourrais jamais m'en acquitter convenablement, je laisserai ce soin à un de mes collègues, M. le Dr Martin, de Lyon, dont la thèse magistrale sur les cimetières et sur la crémation peut faire autorité. Pour les besoins de ma cause je vais lui faire un large emprunt, le lecteur n'y perdra rien comme compétence et comme perfection de style. Je cite textuellement.

Inconvénients et Dangers de la Crémation

Les arguments tirés de la morale de la religion et du sentiment pour ou contre se valent. Ils font impression çà et là selon le fond superstitieux, la tournure d'esprit ou la délicatesse de chacun. Les discuter ici serait déborder notre cadre. Si l'hygiène rationnelle refuse de combattre au profit de la crémation nécessaire et lui défend de prêcher en son nom, elle se plait à reconnaitre qu'il ne se dégage de ses appareils aucune émanation capable de l'offusquer. Mais si l'hygiène se retire de la lutte, la médecine légale et la toxicologie elles sont de moins bonne composition et ne sauraient désarmer même devant une crémation à prétentions plus modestes, la crémation fantaisiste c'est-à-dire facultative. Voici en effet ce que nous lisons sous la signature autorisée de M. Baude, Boussingault, Bouchardat et Troost :

L'inhumation présente pour la société des garanties que l'on ne saurait trouver dans la crémation, si l'on considère la question au point de vue de la recherche et de la constatation des poisons dont l'existence n'est souvent soupçonnée que longtemps après le décès. En effet les poisons peuvent au point de vue qui nous occupe être divisés en deux classes : 1° Les poisons que la crémation ferait disparaître ; 2° Ceux qu'elle ne détruirait pas complètement. Dans la première classe se rangent toutes les substances toxiques d'origine organique et de plus l'arsenic, le phosphore et le sublimé carrosif c'est-à-dire les poisons qui sont le plus fréquemment employés dans tout les cas d'empoisonnement par l'une de ces substances. La crémation ferait disparaître toute trace de crime, elle en assurerait l'impunité, et par suite en encouragerait le renouvellement. Dans la seconde classe des poisons se rangent les sels de cuivre et ceux de plomb.

Le métal pourrait être retrouvé dans les cendres mais il est bien évident que les intéressés auraient toujours la ressource de disperser ces cendres et de les remplacer par d'autres, de sorte que dans le second cas, les traces d'un crime seraient généralement aussi faciles à faire disparaître que dans le premier.

Par suite les criminels pourraient trouver dans la crémation une sécurité qu'ils ne rencontrent pas dans les procédés actuels d'inhumation et qu'il importe de ne pas leur assurer, car elle serait pour les populations une source de dangers plus grave que l'insalubrité reprochée aux cimetières. Les objections que l'on peut faire à la crémation seraient levées, si la loi exigeait qu'avant toute crémation, il fut procédé à l'autopsie du cadavre et à l'expertise chimique de ses organes essentiels pour y constater la présence ou l'absence de tout poison, mais ces expertises qui n'ont de valeur qu'alors qu'elles sont conduites comme une expérience vraiment scientifiques sont toujours délicates même lorsque le champ des recherches a été limité par une instruction judiciaire. Elles deviendraient extrêmement longues et pénibles en l'absence de toute indication préliminaire.

Aussi en admettant qu'elles puissent être pratiquées avec le tact, la prudence et le talent qu'elles exigent de la part de l'opérateur, tant qu'il n'y aura qu'un petit nombre de crémations, il est bien difficile d'affirmer qu'elles seront encore réalisables le jour où les demandes d'incinération se multiplieraient. Ajoutons que la toxicologie n'est pas seule à réclamer l'autopsie, les coups, les blessures, les tortures variées qui peuvent amener la mort et disparaissent d'une façon absolue par l'incinération, doivent etre soigneusement recherchés sur tout cadavre destiné à ce mode trop rapide de destruction.

Pour se soustraire à cette obligation de l'autopsie qui soulèvera des répugnances presque invincibles sera inapplicable partout, excepté dans quelques grandes villes, et la même entraînera des difficultés, des frais considérables.

Les partisans de la crémation allègnent le petit nombre d'inhumations, faites par autorité de justice et vont même jusqu'à prétendre, qu'il vaudrait mieux laisser, çà et là, échapper un coupable que de suspecter l'humanité tout entière.

Et tout cela, répétons-le bien, pour permettre à quelques enthousiastes de rajeunir une vieille coutume de l'humanité primitive qu'aucun intérêt sérieux ne réclame, dont le besoin ne se fait nullement sentir.

Or, même en admettant que cette espèce d'immunité que vous ferez luire aux yeux des criminels aux aguets n'en décuplera pas le nombre, même en se résignant, ce qui n'est pas possible, à cette prime immorale et monstrueuse donnée aux assassins expérimentés, ne voyez-vous pas quel formidable soulèvement de l'opinion publique se dresserait contre vous le jour où une accusation d'homicide viendrait se heurter contre une seule victime réduite à ne plus crier vengeance contre une poignée de cendres à jamais muettes, grâce aux imprudences et aux complicités de la loi.

Quant à la constatation du décès et de ses causes par le médecin de l'état civil, on sait que, par suite de considérations multiples, elle n'est sérieusement faite nulle part et n'offre aucune garantie.

Le jour où ce fonctionnaire verrait l'impunité irrévocable résulter de sa décision, il ne voudrait prononcer qu'à bon escient et réclamerait lui-même l'autopsie dans la plupart des cas.

L'objection soulevée par la médecine légale reste donc entière et conserve toute sa force. Par conséquent, si l'Etat autorise la crémation facultative, au nom de la liberté, le jour où des groupes importants la lui demanderont par les voies ordinaires, il devra ordonner qu'il soit procédé, dans tous les cas, et suivant des formes à déterminer à l'autopsie suffisamment minutieuse du défunt.

On a proposé des atermoiements, des demi-mesures qui compliquent inutilement la question et qui tendraient à créer des catégories de suspects.

Là comme ailleurs, pour être obéie et n'offenser personne, il faut que la loi soit la même pour tous.

On peut, par ce qui précède, apprécier la valeur et l'importance de la Crémation. Mon confrère M. le docteur Martin a fait, sans mâcher les mots, nettement son procès et me dispense de revenir à la charge.

Je passe donc de suite aux inconvénients et aux

dangers de l'inhumation que l'on réduit à trois. On accuse en effet l'inhumation 1° d'être une source d'émanations dangereuses ; 2° d'empoisonner les eaux des puits et des rivières ; 3° de saturer les cimetières et d'occuper une place de plus en plus considérable au détriment des vivants.

En supposant que ces dangers et que ces inconvénients ne soient pas aussi graves qu'on le prétend, il n'est pourtant pas permis de les nier. Ce sont des faits que tout le monde connait et peut contrôler. On peut n'être pas d'accord sur leur degré de nocuité, mais on est forcé, à moins de nier l'évidence, de les admettre.

Un cadavre est, jusqu'à preuve du contraire, une source d'émanations dangereuses et peut parfaitement vicier l'air et empoisonner l'eau d'un puits, d'une fontaine (le fait est prouvé). Ce qui est vrai pour un est à plus forte raison vrai pour des milliers.

Je n'insiste pas plus qu'il ne convient sur le troisième chef d'accusation. Les cadavres peuvent saturer les cimetières et occuper une place de plus en plus considérable au détriment des vivants.

J'avoue ne pas bien comprendre en quoi peut bien consister la saturation des cimetières. Je ne saisis pas bien cet argument subtil. Je ne comprends pas non plus que les morts occupent trop de place au détriment des vivants. Dans tous les cas, il est facile de remédier à ces deux inconvénients, si toutefois ils existent, en créant de nouveaux cimetières.

Nul ne pourra me persuader que les morts, par la place qu'ils occupent, font tort aux vivants. Il me semble qu'avec un peu de bonne volonté, on pourrait toujours trouver assez de place pour les loger. Ce troisième grief ne tient pas debout, il indique seulement l'incurie proverbiale et la rapacité sordide des municipalités qui, pour vendre un peu plus cher les concessions, font croire aux vivants que l'espace manque aux morts.

Ce troisième sujet de plainte écarté, les deux premiers persistent et s'ajoutent aux inconvénients signalés pour la Crémation, l'inhumation comme la Crémation est une destruction.

Elle n'en diffère que parce qu'elle est un peu plus partielle et un peu plus lente. A quelques exceptions près, l'inhumation fait disparaître les traces d'empoisonnement. Or, pour être logique et pratique, il faudrait que l'inhumation fût précédée, comme la crémation, de l'autopsie du décédé.

Cette précaution causerait peut-être une frayeur au criminel, frayeur qui se dissiperait rapidement dès qu'il réfléchirait à l'ignorance de ceux qui en seraient chargés, à leur insouciance et à la négligence qu'ils apporteraient dans l'accomplissement de cette formalité. Il est acquis aujourd'hui que la constatation des décès n'est pas sérieusement faite. Il est plus que probable que dans les 4/5 des cas, pour des raisons multiples qu'il est inutile de développer ici, il en serait de même pour la nécropsie. Il est également certain que souvent le médecin préposé à ce service, ferait fausse route et que ses recherches l'égareraient.

Avec la méthode actuelle de traitement, ses investigations pourraient le conduire à des résultats opposés et si le parti pris s'en mêlait, comme chez certains juges qui voient partout des coupables, il pourrait être amené à regarder les parents et les amis du défunt comme coupables du crime d'empoisonnement. On voit d'ici les conséquences déplorables d'une pareillle mesure.

L'autopsie obligatoire serait vexatoire au suprême degré et serait bientôt abandonnée en raison des troubles qu'elle apporterait dans les familles et des préoccupations inquiétantes qu'elle leur occasionnerait sans motif légitime. Il est à remarquer qu'aucun médecin légiste n'est assez sûr de lui pour conclure à priori à un empoisonnement et que dans une foule de cas, quand bien même des preuves existent, il ne doit pas se hâter de conclure. Il doit s'enquérir, au préalable, des antécédents du défunt, de ses diverses maladies, et des traitements suivis. Il doit ensuite consigner ses observations et les contrôler par des expériences délicates, difficiles, pour lesquelles il n'est jamais assez armé et toujours incompétent. Avec la meilleure bonne foi du monde il peut se tromper et tromper les autres.

Le médecin légiste ne peut donc, à moins de preuves irréfutables appuyées sur des témoignages que l'on ne peut suspecter, se prononcer et être affirmatif. S'il se presse, il court le risque d'égarer la justice. En pareille occurence, je suis d'avis, sans être absolu, qu'on doit tenir compte de la gravité et de la délicatesse de la situation et qu'il vaut mieux s'abstenir.

Il serait préférable de laisser échapper un coupable que de flétrir un innocent. Ainsi donc, les garanties de l'autopsie se trouvent, quand on y réfléchit bien, fortement diminuées. L'autopsie pourra entrainer la probabilité et rarement la certitude.

De plus, si, par suite de fausses manœuvres, d'expériences mal conduites, en un mot de conditions particulières mal définies, la première autopsie a été négative, il sera impossible de recourir à un second examen.

Toutes ces considérations ont donc leur valeur. Jointes au mécontentement et aux protestations que l'autopsie provoquerait, elles feront toujours reléguer cette mesure préventive.

Les parents et les amis du défunt n'aiment pas à le voir autopsier. Ils permettent rarement de toucher au cadavre.

L'application de la loi rencontrerait sûrement des résistances nombreuses, même dans la classe pauvre. L'empressement que mettent les malheureux à réclamer les corps de leurs parents et même de leurs amis, morts à l'hôpital, démontre d'une façon péremptoire qu'ils ne se résignent à l'autopsie que quand ils y sont absolument contraints par la misère. Ils ne sont pas assez philosophes pour en être partisans et cette opération insignifiante leur cause un véritable ennui. On ne peut que les approuver, et, dans les mêmes conditions, on en ferait autant.

Comme je l'ai dit plus haut, la misère seule les empêche de retirer les cadavres des morts qui leur sont chers, mais rien ne les empêche d'accompagner leurs restes jusqu'à la fosse commune et de revenir du cimetière écœurés du mépris, du sans-gêne et de l'imprévoyance des municipalités.

J'ai, de mes yeux, vu de pauvres malheureux rester stupéfaits devant ce charnier puant et maugréer contre la société qu'ils regardent comme une marâtre atrocement cruelle.

De là vient peut-être le sourd mécontentement qui gronde dans les masses et qui sera l'occasion, quand il éclatera, d'un ouragan populaire que nos gouvernants imprévoyants seront incapables d'enrayer. Car, il ne faut pas se le dissimuler, le peuple souverain, dupé par ses représentants, est fatigué d'être patient.

Il faut convenir qu'aujourd'hui les masses sont devenues raisonneuses et qu'elles sont capables de discuter des questions qu'elles ne pouvaient pas embrasser jadis. La nouvelle génération, obligée de subir l'instruction obligatoire, est plus instruite, plus éclairée et plus apte à comprendre ses droits et ses devoirs. Ses réclamations deviennent plus manifestes et se traduisent par des conférences, des émeutes et des grèves.

Aujourd'hui, le mécontentement est à son comble, et, le jour où le peuple croira avoir quelque chance de faire aboutir ses plaintes par la violence, il passera immédiatement des paroles aux actes. Ce qui se passe actuellement en est une preuve.

Les coups de fusil, les charges de cavalerie peuvent arrêter l'élan du peuple, mais sans modifier son attitude et son ardent désir de secouer le joug sous lequel on le plie. Ses idées de liberté et d'émancipation sont toujours les mêmes. Plus l'instruction augmente, plus l'indépendance des esprits augmente. C'est un courant qu'il faudrait détourner par un courant d'honnêteté et de charité.

Dans un pays libre, les hommes veulent être traités avec égalité. Or, ils ne sont même pas égaux devant la loi ; jamais la peine n'est proportionnelle au délit. Celui qui, pressé par la faim, vole un pain de quatre sous, est plus sévèrement puni que le banquier qui fait une faillite de quatre millions, que le panamiste qui vole un million. Cette fameuse égalité, qui n'existe que sur le papier, est donc fictive.

Elle n'existe même pas devant la mort qui devrait pourtant effacer les distances, niveler les inégalités du sol social et constituer l'application réelle de cette devise : liberté, égalité, fraternité.

On me pardonnera cette digression qui peut passer pour du pur socialisme. Mon but n'est pas d'exciter les pauvres contre les riches, mais de les réconcilier sur le terrain de la liberté et de l'amour du prochain.

Pour ne pas perdre de vue mon sujet, qui est assez intéressant pour que j'y revienne, je vais énumérer aussi succinctement que possible les inconvénients et les dangers de l'embaumement, que l'on pourrait appeler le mode de sépulture des riches et des citoyens de marque, et qui, par son prix élevé n'est pas à la portée de tous. Il est donc peu pratique pour ce motif. Il est, en outre, très long, très ennuyeux, et, s'il n'est pas pratiqué par une main habile, expérimentée et spécialiste, si toutes les conditions requises ne sont pas remplies, il peut laisser beaucoup à désirer. Tous les habitants d'Alger ont pu voir ce qu'était l'embaumement du cardinal Lavigerie. Son cadavre boursouflé et en voie de putréfaction répandait une odeur *sui generis*.

La face était noirâtre, livide, avec une teinte de mauvais augure, indiquant un commencement de

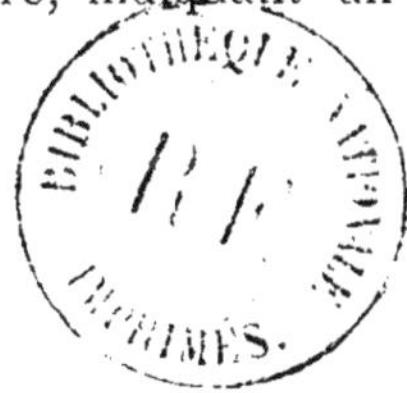

décomposition, De semblables exhibitions devraient être interdites. Elles ne sont pas sans danger pour les personnes curieuses, quelles peuvent impressionner désagréablement au physique et au moral. Et pourtant l'embaumement surpasse de mille coudées, les autres modes de sépulture.

Bien fait avec un sujet maigre, il réunit de bonnes conditions hygiéniques. Néanmoins il est loin d'être parfait, car il faut toucher le cadavre et lui faire subir diverses opérations afin de retarder les phénomènes de désorganisation et de faciliter sa conservation. Les résultats qu'il donne sont parfaits, si on les compare à l'inhumation et à la crémation quoique bien imparfaits, si on les compare au cercueil-bloc qui, seul permet la conservation du cadavre, sans opération, sans incision, sans injection, etc., etc...

Pour terminer je donnerai sans commentaires, la description du procédé de momification métallique au anthropoplastie galvanique.

Cette simple description que j'emprunte sans y changer un iota à l'*Univers Illustre* de 1888, suffit pour s'en faire une idée et apprécier ses conséquences pratiques. On pourra le comparer ensuite avec mon procédé, on verra sans peine de quel côté doit pencher la balance, je laisse les lecteurs juges, (1888, *Univers illustré*, page 700).

Un nouveau mode de sépulture. — L'anthropoplastie galvanique par le procédé du Docteur Variot. — Essais primitifs. — Perfectionnement. — Possibilité de l'incinération après momification métallique. — Considérations sur l'avenir du procédé. — La grande objection tirée de nos mœurs.

Il faudrait n'avoir pas le moindre sens de l'actualité, pour ne point faire une large place dans ces causeries, à l'anthropoplastie galvanique selon le procédé tout au moins intéressant du Docteur Variot, médecin des hôpitaux de Paris, au sujet de ce procédé qui résout artistiquement la question des sépultures, nos lecteurs nous sauront gré d'entrer dans des détails, qui n'ont été donnés par personne dans la presse.

L'idée de M. le Dr Variot ne lui appartient pas en propre. Déjà, en 1854, M. Soyer avait tenté de métalliser le cadavre d'un enfant. Il y a quinze ans, M. Oré, de Bordeaux, métallisait avec succès des pièces anatomiques. A l'exposition universelle de 1878, on a pu remarquer tout une collection de cerveaux préalablement durcis, puis recouverts d'une enveloppe de métal, cuivre, argent, nickel et or.

Depuis ces premiers travaux, l'art de la galvanoplastie a fait des progrès incessants. On est parvenu à jeter des dépôts galvaniques sur les objets les plus délicats, les insectes, les crustacés, les papillons, les oiseaux avec leurs plumes, le feuillage des plantes et même les pétales des fleurs, ont été cuivrés avec une rare perfection. Ces perfectionnements étaient-ils directement applicables à la conservation du corps humain. C'est le problème que M. le Dr Variot a résolu.

Il s'est préoccupé surtout de garder fidèlement l'effigie du mort.. Voilà le but principal de l'anthropoplastie qui ne prétend pas devenir on le comprend du reste, d'un usage universel mais qui pourrait s'appliquer utilement dans un intérêt historique et artistique aux citoyens de marque.

Ce procédé assure indestructiblement la conservation des traits et des formes du cadavre. On connait si bien l'insuffisance des embaumements, qu'on s'empresse de prendre le moule du visage des morts, avant même de les embaumer, et que l'on en fait aussitôt des reproductions photographiques. Le peintre, le graveur, le sculpteur, se serviront de ces derniers documents, car l'original va disparaitre ou tout au moins s'altérer et devenir méconnaissable. Au contraire, l'artiste chargé d'animer de vivifier les traits de l'homme dont on veut perpétuer la mémoire pourrait toujours se reporter à la momie métallique comme à un modèle immuable.

Le Dr Variot, n'a pu encore appliquer son procédé que sur le cadavre d'un enfant. Il a pleinement réussi, mais cette expérience lui a dévoilé tous les dangers que le travail de la putréfacction, la poussée des gaz délétères si violente pouvaient opposer à la bonne réussite de la momification métallique des adultes. Aussi recommande-t-il avant tout de remplir le système vasculaire du cadavre avec une forte injection antiputride, telle que solutions mixtes et concentrées de chlorure de zinc et d'acide phénique.

Il indique plusieurs autres détails de préparation sur lesquels nous sommes obligés de passer. Toutes ces précautions prises, il faut ensuite procéder avec une grande rapidité. La métallisation initiale devra être faite dans les 48 heures qui suivent la mort. Il faut ensuite six ou huit jours de bain pour parachever le dépôt galvanique nécessaire à la solidité de la momie.

Lorsqu'on est parvenu à assurer la stabilité des diverses parties du cadavre et à empêcher les déformations et voussûres qu'amène la putréfaction, toute la peau, enduite d'une couche d'argent, est comparable à la surface d'une statue de plâtre qu'on aurait rendue conductrice.

Sur la pièce organique, après son immersion dans le bain de sulfate de cuivre, le dépôt se fait avec régularité sous l'influence du courant. Les molécules du métal viennent s'apposer sur la peau formant bientôt une couche continue. Les sources d'électricité doivent être réglées avec le plus grand soin, dans la crainte que le dépôt de cuivre ne soit grenu et manque de cohérence. Les artistes en galvanoplastie connaissent bien toutes ces difficultés techniques.

Mais en même temps qu'il faut veiller à ce que la qualité du dépôt soit satisfaisante, il faut encore graduer sa quantité. Il est indispensable de surveiller attentivement la couche qui se dépose sur les mains, sur le visage, sur toutes les parties les plus délicates. Une couche suffisamment mince respectera non-seulement les formes générales mais encore les petites aspérités et les plus petites dépressions. Au contraire, l'empâtement qui résulte d'une couche épaisse nuirait beaucoup à la ressemblance. Un dépôt de un et demi à trois quarts de millimètre d'épaisseur offre une solidité suffisante pour résister au ploiement et aux chocs extérieurs.

Après l'opération du cuivrage, qui est essentielle, l'argenture et la dorure ne sont plus que des manœuvres de luxe d'une extrême simplicité.

M. Variot s'est demandé quelles modifications la momie métallique pourra subir avec le temps et surtout ce que deviendra le cadavre lui-même dans son enveloppe de métal, exactement juxtaposée sur la peau et hermétiquement close.

La statue galvanique suffirait-elle à elle seule pour former le cercueil d'un corps humain préalablement injecté et embaumé. On peut le supposer à priori, car le dépôt, uniformément jeté sur la peau, constitue par son ensemble, une boite parfaitement close. Le travail de la putréfaction, à supposer qu'il commençât malgré toutes les précautions indiquées plus haut, ne serait pas alimenté par l'air et, probablement, s'arrêterait bien vite. Mais cette hypothèse n'est que vraisemblable et, l'expérience faisant défaut, on ne peut pas affirmer que le dépôt galvanique, sur les points faibles, résisterait toujours à une forte pression intérieure des gaz putréfiés s'ils se développaient en grande quantité.

Pour obvier à ce danger, M. Variot propose de dessécher la momie à l'étuve. Elle serait perforée en diverses places pour faciliter l'issue des vapeurs de gaz et des graisses pendant l'étuvage. Les trous d'échappement seraient obstrués ensuite par des soudures. Après un séjour de vingt-quatre heures dans une étuve chauffée à cent degrés, le corps serait desséché et stérilisé. La plupart, si non la totalité, des germes putrides seraient détruits.

Enfin, l'inventeur ne verrait aucun inconvénient, puisque l'incinération pénètre dans nos mœurs, à ce que l'incinération soit pratiquée à l'intérieur du moule. La température de fusion du cuivre est de mille degrés ; or, les matières organiques sont combustibles à des températures inférieures. En ménageant des trous assez nombreux pour permettre l'échappement des produits de la combustion, on pourrait, avec toutes chances de succès, mettre dans le four crématoire une momie métallique et l'en retirer sans déformation.

Une fois opérée, la réduction en cendres de son contenu, on obtiendrait ainsi une urne funéraire ayant la forme indestructible du défunt.

Nous ignorons quel est l'avenir de l'invention de M. Variot, mais nous dirons volontiers avec lui que la substituiion d'une enveloppe métallique à la peau elle-même est de nature à diminuer notre horreur naturelle pour la mort. Le corps ainsi reste présent, mais il est masqué par un moule extérieur qui n'a rien de repoussant. Ces moules pourraient être exposés dans les caveaux funéraires sans choquer les regards, sans impressionner aussi douloureusement que les momies desséchées.

Enfin, peut-être est-il des personnes qui envisagent la mort avec d'autant plus d'effroi qu'elle n'est que le prélude de la décomposition putride, de la désagrégation des diverses parties du corps. La perspective de la momification métallique aurait quelque chose de rassurant pour ces esprits sensibles.

La presse fantaisiste s'est déjà livrée à une foule de plaisanteries aussi faciles que macabres sur le mode de sépulture proposé par M. le docteur Variot. Elle était dans son rôle. Au surplus l'inventeur a eu l'esprit de présenter lui-même la seule objection d'ordre sentimental que puisse soulever son procédé.

Dans notre état social actuel, le corps des morts est entouré d'un respect profond. On ne veut pas que la dépouille mortelle d'un être cher soit lacérée. De là, dans la haute classe, la rareté des autopsies et même des embaumements ordinaires. Ce respect des morts qui va jusqu'au culte, est d'ailleurs aussi ancien que le monde. On raconte que dans les embaumements égyptiens, l'homme chargé de pratiquer l'incision de la fosse iliaque pour évacuer les viscères abdominaux était obligé de s'enfuir au plus vite, sa besogne faite, dans la crainte d'être lapidé par les parents et les amis du mort.

La métallisation du corps humain exige, on l'a vu: une série de manipulations un peu longues et compliquées. Elle nécessite l'immersion du cadavre pendant plusieurs jours dans un bain chimique. Ne verra t-on pas dans ce travail préliminaire une sorte de profanation.

Nouveau mode de sépulture, cercueil-bloc
Description

Ce mode de sépulture consiste dans l'emprisonnement du cadavre stérilisé, désinfecté et antisepsié, sans lacération, sans incision, dans une enveloppe ou gangue se moulant exactement sur la forme des parties. Cette enveloppe fabriquée avec des matériaux de construction (plâtre, ciment, stuc, mortier, etc.) est divisée en deux parties : une inférieure appelée moule, une supérieure appelée contre-moule.

Ces deux moitiés formées de plâtre ou de ciment à prise prompte gâché avec un liquide désinfectant, sont vernies intérieurement avec du goudron, et renfermant plusieurs cavités faites après coup et destinées à recevoir du goudron ou tout autre liquide conservateur, de façon à exposer continuellement le cadavre à une atmosphère antipudrique.

Elles sont reliées entre elles à l'aide de charnières et

de crochets pour permettre de les séparer à volonté et sont entourées, une fois huilées convenablement sur toutes leurs faces, 1° d'un cercle en fer disposé en croix et se serrant à l'aide de quatre vis ; 2° d'une enveloppe de plâtre, de ciment, de stuc ou de toute autre composition, de façon à former un bloc que l'on recouvre de briques, de plaques de verre, de marbre ou d'un enduit imperméable. On scelle ce bloc à l'aide de deux barres de fer à des moëllons carrés maçonnés.

Il est facile, d'après ce que je viens de dire, de donner au bloc la forme, les dimensions et l'ornementation que l'on désire, à condition de ne pas dépasser le maximum de dimension fixé pour éviter l'encombrement. Les inscriptions commémoratives seront gravées sur le bloc et sur les faces le plus en vue. Chaque bloc reposera directement sur le sol ou sur un béton ad hoc et portera le nom, le millésime et un numéro d'ordre pour éviter toute erreur et toute confusion.

Manuel opératoire

Pour exécuter le bloc, on coule du plâtre à mouler ou du ciment à prise prompte, etc., gâché avec un liquide désinfectant à composition définie, dans une caisse évasée et ouverte supérieurement. Le cadavre nu et huilé est déposé avec soin sur ce lit de plâtre ou de ciment et en est retiré dès que la consistance de ces matériaux est suffisamment dure. On pratique ensuite dans cette première partie d'appareil appelée moule, plusieurs cavités de la grosseur d'un œuf d'autruche, une au-dessus de l'empreinte de la nuque, une de chaque côté de l'empreinte thoracique et une à chaque extrémité. On vernit tout l'intérieur de ce moule de goudron et on remplit les cavités de goudron ou de tout autre liquide antiseptique (pétrole, etc.).

On replace le cadavre bien huilé dans ce moule et on procède, en opérant de la même manière, à la confection de la seconde partie de l'appareil appelée contre-moule. On y pratique des cavités correspondantes et semblables à celles de la première partie de l'appareil que l'on vernit et que l'on remplit de goudron. Ces cavités communiquent avec l'extérieur par des trous pratiqués dans l'épaisseur des parois du moule et du contre-moule. Ces trous sont obturés dès que les deux parties de l'appareil sont solidement fixées par les charnières, les crochets et les cercles de fer et que les lignes de séparation ou fentes sont aveuglées convenablement avec du plâtre ou du ciment pour empêcher la déperdition du liquide dont on a rempli ou dont on remplira les cavités.

Pour ces trois dernières manipulations, introduction du liquide conservateur, réunion intime des deux parties et obturation des trous, on démoule en renversant la caisse ou en la retirant de bas en haut. On termine ensuite ce premier bloc en versant dans une caisse ayant la forme, les dimensions et même l'ornementation du cercueil, du plâtre ou du ciment gâché comme précédemment et en y déposant les deux parties de l'appareil bien au contact et réunies de façon à former un bloc. On a soin en y déposant ce premier bloc, de le noyer et de le recouvrir ainsi sur toutes ses faces d'une forte couche de plâtre ou ciment de plusieurs centimètres d'épaisseur pour éviter l'expansion et la poussée des gaz.

Ce second bloc terminé et orné, on le scelle à l'aide de deux barres de fer en croix, à quatre moëllons maçonnés de chaque côté et à chaque extrémité. Reste ensuite les inscriptions, le millésime et les numéros d'ordre que l'on grave sur le bloc lui-même, sur les plaques qui le recouvrent ou même sur une plaque de métal, d'ardoise ou de marbre spéciale.

Le cadavre peut avoir dans le bloc la position que l'on désire, on peut en allongeant les bras au-dessus de la tête donner au bloc la forme d'une pyramide, en éloignant les bras de l'axe du tronc, la forme d'une croix, en les rapprochant, la forme d'une pierre tombale.

Pour éviter l'adhérence des cheveux ou de la barbe au plâtre, on les entoure d'un bonnet ou d'un sachet en caoutchouc fortement huilés.

Pour appliquer ce procédé sur les champs de bataille, il faudra lui faire subir une variante et emprisonner purement et simplement les cadavres nus et enduits de goudron dans du plâtre ou du ciment gâché avec un liquide désinfectant fabriqué sur place, de façon à former des blocs ou des meules de cadavres. On terminera le tout dès qu'on aura le temps.

A mon avis, ce procédé est moins long et moins coûteux que l'enfouissement.

Ce procédé, on est bien obligé de le reconnaître, réunit toutes les conditions de sécurité, de convenance, de célérité, de discrétion et de respect, c'est-à-dire toutes les conditions d'un bon procédé de sépulture et mérite d'être mis en pratique. Il facilite plus que tout autre la législation, l'administration et la création des cimetières et leur changement. On peut, avec ce procédé, translater facilement les restes d'un parent, les faire voyager partout, créer des cimetières partout sans se préoccuper des vivants. On aura toujours assez de place pour loger les morts au grand air, sans avoir besoin de creuser des caveaux ou des souterrains.

L'identification des défunts sera aussi facile. Le numéro d'ordre et les inscriptions, millésime et autres, seront consignés sur deux registres spéciaux ; on évitera ainsi les erreurs dues aux autres procédés (exhumation et crémation). On n'est pas toujours sûr d'avoir les restes ou les cendres de ses parents. Ce sont quelquefois des débris osseux ou la poussière d'un étranger.

Avec ce procédé, l'hygiène et la salubrité publique

sont sauvegardées. Les cimetières ne pourront plus être redoutés comme voisinage et être considérés comme insalubres. On pourra, par mesure d'économie, construire les murs d'enceinte des cimetières avec les blocs des cadavres qui ne seront pas réclamés, en laissant les numéros d'ordre et les inscriptions sur les côtés. On peut également faire avec les blocs un piédestal de statue, élever un mausolée, etc., etc.

Les villes pourront, de la sorte, avoir assez de place pour les morts sans avoir besoin de remuer des terres, sans donner naissance à des exhalations pestilentielles pouvant, sans que l'on puisse apprécier leur mode d'action, vicier l'air, altérer la santé publique, modifier la constitution médicale et amener des épidémies. Le choléra, n'a-t-il pas pour cause la décomposition à l'air libre des cadavres, etc., etc.

Le transport des bières ou plutôt des blocs se fera sans difficulté sur l'emplacement désigné et on pourra les changer de place avec la même facilité.

La surveillance des cimetières sera plus commode. On sera presque sûr de l'inviolabilité des tombes.

Les dégagements et les échanges gazeux se feront par exosmose et endosmose et seront à peine appréciables. On sait que les gaz passent à travers la porcelaine dépolie, à plus forte raison à travers des matériaux de construction.

Ces dégagements gazeux seront insignifiants si on recouvre le bloc d'un enduit imperméable. Ils ne pourront, en aucun cas, altérer la composition de l'air, même s'il y avait putréfaction. Celle-ci se faisant en vase clos s'arrêterait d'elle-même et n'aurait aucun développement fâcheux.

Pour que la putréfaction existe, l'air est un facteur nécessaire sans être absolument indispensable. Il y a des microbes anaérobies qui vivent parfaitement à l'abri de l'air et des microbes aérobies qui vivent dans l'air. Leur concours réciproque est indispensable pour le complet développement de la putréfaction. Pour être logique, il faut avouer qu'il y a toujours une certaine quantité d'air entre le cadavre et les parois de l'enveloppe, par suite de son retrait après durcissement. Cette quantité d'air peut être regardée comme une quantité négligeable et ses effets, comme cause primordiale de la putréfaction seront sûrement annihilés et neutralisés complètement par l'action du liquide conservateur contenu dans les cavités du moule et du contre-moule.

Il est donc à peu près certain que les phénomènes de désagrégation, de fermentation putride s'arrêteront et que la conservation du cadavre tel qu'il aura été apporté sera assurée. Le cadavre, au lieu d'être dans un bocal en verre est dans un bocal en ciment ou en stuc. Il est emprisonné pour éviter toute déperdition de gaz comme on emprisonne le champagne. Il est sous une forte pression et sous une enveloppe assez résistante pour s'opposer à l'expansion et à la dilatation gazeuse. Il est, de plus, constamment en contact avec une atmosphère antiseptique. On évite ainsi l'altération de l'air et la corruption des eaux par les miasmes, les gaz et les liquides.

Pour ne pas impressionner le public, toutes les opérations nécessaires pour ce nouveau mode de sépulture seraient faites au cimetière dans un bâtiment spécial. Une grande salle dallée suffirait.

Les obsèques seraient forcément divisées en deux parties. La première comprendrait le transport du corps du domicile au cimetière. La seconde consisterait dans la constatation du décès par l'électricité, dans la stérilisation du corps dans l'étuve à 100 degrés et dans la mise en bloc.

Ce procédé qui s'écarte notablement de tous les autres, n'a rien de répugnant. Les parents consentiront facilement à laisser ainsi ensevelir leurs morts sans manifester la moindre aversion. Il n'en est pas de même pour l'inhumation et pour la crémation qui paraissent barbares quand on les compare à la mise en bloc. L'embaumement lui-même (beaucoup de personnes regardent ce procédé comme incertain et infidèle) n'est pas sans inspirer aux proches et aux parents une répulsion instinctive.

En général, le public, quel qu'il soit, n'aime pas qu'on touche aux morts, et c'est avec peine qu'il voit un fossoyeur égarer sa pioche dans un cercueil, l'enfoncer en faisant voler en éclats les planches pourries et en disperser un à un les ossements mêlés à une boue noirâtre d'une odeur infecte. On peut s'en faire une idée en voyant le fossoyeur à l'œuvre. Ce spectacle écœurant si on y assiste une fois, suffit pour dégoûter pour la vie de l'inhumation.

Il en est de même de la crémation. On ne s'imagine pas dans le public, l'impression que l'on éprouve en voyant mettre un cadavre dans un four, si perfectionné qu'il soit, et en l'entendant griller. Il suffira d'avoir assisté à une incinération pour en être rassasié. L'idée d'être enfoui, grillé, embaumé, momifié ou jeté à la mer après décès, ne fait pas plaisir aux vivants et n'est pas très consolante pour les parents et pour les amis du défunt. Je suis sûr que tous admettront sans peine la mise en bière dans un bloc imperméable, durable, pouvant résister longtemps aux assauts et aux injures du temps et pouvant se réparer s'il s'écorne ou se fendille avec quelques truellées de mortier ou de ciment.

Je crois avoir assez développé ce sujet et être entré dans tous les détails techniques, pour l'intelligence de la description ; il ne me reste plus qu'à faire observer que les liquides désinfectants seront titrés et que leur composition invariable sera toujours la même. Il n'y aura jamais dans l'emploi de ce moyen ni fraude, ni substitution, ni supercherie. Les intéressés eux-mêmes surveilleront l'application du procédé et du règlement. D'ailleurs, pour être appliqué, il est indispensable que le procédé soit invariable.

Cette invariabilité réduit à néant tous les arguments que la toxicologie et la médecine légale pourraient invoquer. Le cadavre est conservé sans altération d'après un procédé scientifique, défini, connu de tous et applicable, dans tous les cas, sans exciter la moindre répugnance. Tous les ouvriers employés à ce travrail seront d'une propreté et d'une correction parfaites et travailleront plus rapidement qu'avec les autres procédés.

On ne peut employer qu'un fossoyeur par fosse, tandis qu'on peut employer 10 ouvriers à la confection d'un bloc et le terminer complètement comme ornementation, en 24 heures. On ne sera jamais embarassé pour trouver des ouvriers pour ce genre de travail, tandis que si le temps est pluvieux ou trop sec, on est quelque fois très gêné pour trouver un fossoyeur. Ce dernier trouve toujours son salaire insuffisent et ne se gêne pas pour avouer que ce travail lui répugne.

Pour ménager toutes les susceptibilités, on pourra, si la famille le désire, entourer le cadavre, avant et pendant la mise en bloc, d'une longue chemise de toile ou de coton et faire ensevelir les femmes par les femmes, les hommes par les hommes, etc., etc.

Avec mon procédé, le travail est plus facile. Les ouvriers travailleront dans un hangar à l'abri et feront tout au grand jour. Toute trace d'empoisonnement, d'accident, de violence, de torture ou de blessure reste intacte. On ne se contentera pas de quelques ossements méconnaissables, d'une poignée de cendres ou d'une momie qui tombe en poussière dès qu'on la touche ou qui est tellement altérée par la putréfaction qu'elle devient hideuse et choque la vue. Il faut que le corps reste entier et qu'à tout instant, si la justice l'exige, on puisse fixer l'identité d'une manière précise, reconnaître le mort, le mouler au besoin pour faciliter cette reconnaissance, l'avoir constamment sous la main pour le soumettre aux expériences variées du médecin-légiste et des experts. L'autopsie pourra être faite quand la justice la réclamera. Il est donc inutile de la pratiquer avant la mise en bloc. On pourra toujours accomplir ces formalités si elles sont imposées par autorité de justice. L'intégrité du cadavre est la meilleure des garanties et dispense d'un examen médico-légal vexatoire.

CONCLUSIONS

Ce procédé ne présente aucune nocuité.

Les échanges gazeux ne pourront jamais vicier l'atmosphère.

Les microgermes pernicieux ou infectueux seront atténués ou même détruits.

Ils ne pourront jamais produire un effet dangereux.

Les cours d'eau, les puits, les sources ne pourront être contaminés par le voisinage d'un cimetière composé de blocs.

Ce procédé ne nécessite aucun remuement de terre et dispense de tous les autres.

Il est réclamé par les nécessités hygiéniques ; il devrait être universel.

Il facilite le transport des morts et répond à toutes les convenances municipales.

Il facilite l'identification des cadavres et toutes recherches judiciaires après décès.

Il assure la constatation du décès, l'inviolabilité, le respect et l'intégrité du mort.

Il dispense de l'autopsie préalable. Il est peu coûteux, d'une exécution et d'une application faciles. Il donne enfin satisfaction à la société et à la sécurité et est à la hauteur de notre civilisation.

Dr BERNARD,
Chirurgien-dentiste,
Place de la Pêcherie, Alger.

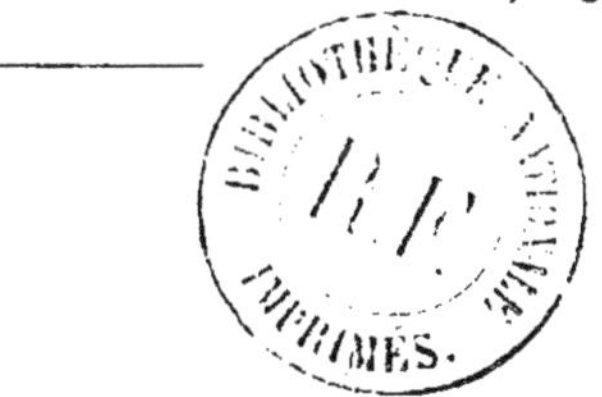

Alger. — Imp. E. MALLEBAY, rue de Constantine, 30.

www.ingramcontent.com/pod-product-compliance
Ingram Content Group UK Ltd.
Pitfield, Milton Keynes, MK11 3LW, UK
UKHW020519180726
13839UKWH00005B/2188

9 782329 421094